DU CHOIX D'UN PROCÉDÉ

DANS LA CURE

DE

L'ECTOPIE TESTICULAIRE INGUINALE

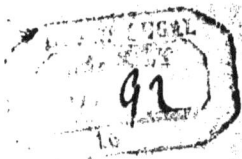

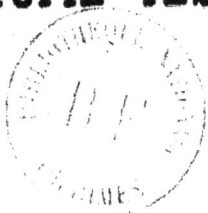

PAR

François MALDÉS

DOCTEUR EN MÉDECINE

DOCTEUR EN PHARMACIE

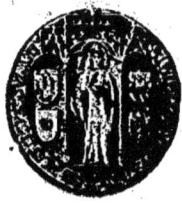

MONTPELLIER

IMPRIMERIE Gust. FIRMIN, MONTANE ET SICARDI

Rue Ferdinand-Fabre et Quai du Verdanson

1907

DU CHOIX D'UN PROCÉDÉ

DANS LA CURE

DE

L'ECTOPIE TESTICULAIRE INGUINALE

PAR

François MALDÉS

DOCTEUR EN MÉDECINE

DOCTEUR EN PHARMACIE

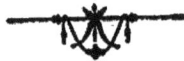

MONTPELLIER

IMPRIMERIE Gustave FIRMIN, MONTANE et SICARDI

Rue Ferdinand-Fabre et quai du Verdanson

—

1907

PERSONNEL DE LA FACULTÉ

MM. MAIRET (✻) . . . . Doyen
SARDA . . . . Assesseur

Professeurs

Clinique médicale . . . . MM.	GRASSET (✻)
Clinique chirurgicale	TÉDENAT.
Thérapeutique et matière médicale. . . .	HAMELIN (✻)
Clinique médicale	CARRIEU.
Clinique des maladies mentales et nerv.	MAIRET (✻).
Physique médicale.	IMBERT.
Botanique et hist. nat. méd.	GRANEL.
Clinique chirurgicale.	FORGUE (✻)
Clinique ophtalmologique.	TRUC (✻).
Chimie médicale.	VILLE.
Physiologie.	HEDON.
Histologie	VIALLETON.
Pathologie interne	DUCAMP.
Anatomie.	GILIS.
Opérations et appareils	ESTOR.
Microbiologie	RODET.
Médecine légale et toxicologie	SARDA.
Clinique des maladies des enfants	BAUMEL.
Anatomie pathologique	BOSC.
Hygiène.	BERTIN-SANS.
Clinique obstétricale.	VALLOIS.

Professeurs adjoints : MM. RAUZIER, DE ROUVILLE
Doyen honoraire : M. VIALLETON.
Professeurs honoraires :
MM. E. BERTIN-SANS (✻), GRYNFELTT
M. H. GOT, *Secrétaire honoraire*

Chargés de Cours complémentaires

Clinique ann. des mal. syphil. et cutanées MM.	VEDEL, agrégé.
Clinique annexe des mal. des vieillards. .	RAUZIER, prof. adjoint
Pathologie externe	SOUBEIRAN, agrégé
Pathologie générale	N...
Clinique gynécologique.	DE ROUVILLE, prof. adj.
Accouchements.	PUECH, agrégé lib.
Clinique des maladies des voies urinaires	JEANBRAU, agr.
Clinique d'oto-rhino-laryngologie	MOURET, agr. libre.

Agrégés en exercice

MM. GALAVIELLE	MM. JEANBRAU	MM. GAGNIERE
RAYMOND (✻)	POUJOL	GRYNFELTT Ed.
VIRES	SOUBEIRAN	LAPEYRE
VEDEL	GUERIN	

M. IZARD, *secrétaire.*

Examinateurs de la Thèse

MM. TÉDENAT, *président.*	MM. SOUBEIRAN, *agrégé.*
DE ROUVILLE, *professeur.*	LAPEYRE, *agrégé.*

A MES PARENTS

MEIS ET AMICIS

F. MALDÈS.

A MON PRÉSIDENT DE THÈSE

MONSIEUR LE DOCTEUR TÉDENAT

PROFESSEUR DE CLINIQUE CHIRURGICALE

A MONSIEUR LE DOCTEUR SOUBEIRAN

PROFESSEUR-AGRÉGÉ DE CHIRURGIE

F. MALDÉS.

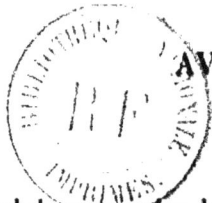

AVANT-PROPOS

Vouloir reprendre la question de l'ectopie testiculaire inguinale après le nombre et la qualité des auteurs qui s'en sont occupés, serait d'une folle prétention et n'aurait pour conséquence que d'exposer infailliblement à de bien pâles redites.

Le titre de notre sujet indique surabondamment les limites que nous nous sommes imposées.

Mais avant d'aborder l'étude de notre sujet, que M. le Professeur Tédenat nous permette de le remercier pour l'honneur qu'il a bien voulu nous faire en acceptant la présidence de cette thèse ; qu'il reçoive, en outre, l'expression de notre vive sympathie.

M. le Professeur-agrégé Soubeyran a fait preuve de la plus grande amabilité en nous inspirant le sujet de notre travail ; aussi sommes-nous heureux de lui témoigner toute notre reconnaissance.

M. le professeur Baumel nous permettra d'inscrire ici, son nom, afin qu'il sache l'estime que nous professons à son égard.

Nos remerciements vont à tous nos maîtres de la Faculté pour les bénéfices que nous avons retiré de leur enseignement. Nous ne saurions oublier le docteur Fuster, chef de clinique chirurgicale, pour l'observation inédite qu'il a bien voulu nous communiquer.

DU CHOIX D'UN PROCÉDÉ

DANS LA CURE

DE

L'ECTOPIE TESTICULAIRE INGUINALE

Les anomalies de migration testiculaire ont amené Pierre Sébilleau (1) à dire : « Il n'est pas un organe de notre économie qui montre mieux que le testicule, par ses « erreurs » de migration, ses ectopies, que l'anomalie en général n'est point un jeu, une erreur de la nature, mais qu'elle manifeste au contraire, tout à la fois comme la photographie d'une disposition ancestrale et comme l'image, le décalque d'une disposition présentée, au cours de son développement ontogénétique par l'individu qui en est porteur. »

De toutes les anomalies de la glande génitale, les ectopies sont de beaucoup les plus fréquentes ; on peut même dire avec le Dentu qu'elles constituent un accident d'observation banale.

Deux médecins, un Français et un Anglais, dont Ch. Monod et O. Terrillon (2), rapportent les statistiques, cherchant l'ectopie sur de jeunes conscrits, l'ont rencontrée dans une pro-

(1) Pierre Sébilleau, art. Anatomie du Dictionnaire.
(2) Ch. Monod et O. Terrillon, loc. cit., p. 26.

portion de 1,25 pour 1.000 ; à ce compte il y aurait à Paris un millier de cryptorchides environ.

Notre but étant de passer en revue les différents procédés opératoires, nous nous écarterions de notre sujet si nous voulions nous appesantir sur l'historique et la pathogénie de la question.

A ne tenir compte que des questions générales et en négligeant les contingences, on peut dire que la thérapeutique des ectopies testiculaires roule particulièrement autour des considérations suivantes :

1° Pour l'enfant, dans l'histoire des migrations retardées ;

2° Pour les adolescents et les pubères, dans la coexistence fréquente d'une hernie et dans l'espoir qui reste au chirurgien de voir le testicule, si la hernie guérit, récupérer son volume, sa structure et ses fonctions normales ;

3° Pour l'adulte, en dehors de la hernie, dans les lésions atrophiques du testicule et dans les risques de dégénérescence néoplasique qu'il présente.

Des trois grandes variétés d'ectopie testiculaire, les premières correspondent aux migrations arrêtées, les secondes aux migrations aberrantes, les troisièmes aux migrations intermittentes.

La classe de l'ectopie inguinale est de beaucoup la plus importante ; elle réunit le plus grand nombre des cas ressortissant à la chirurgie opératoire. Elle peut être, suivant la classification proposée par Lecomte, en 1851, interne, externe ou interstitielle, ou bien appartenir à ce type flottant décrit par Dumoulin et si souvent rencontré depuis, dans lequel les moindres mouvements, les changements d'attitude, les plus légères secousses de toux font entrer et sortir tour à tour le testicule.

Le testicule ectopique est mobile chez les jeunes sujets ; chez l'adulte, au contraire, il est le plus souvent fixé dans la même attitude, correspondant à la position normale de la glande au cours de sa marche descendante.

Des modifications peuvent se produire quant à l'orientation de la glande ectopique par le seul fait de la présence d'une hernie.

Le plus souvent le testicule ectopié offre un épididyme et un canal différent de proportions et de dispositions normales. Dans certains cas cependant signalés par Follin et Terrillon, il y a dissociation entre le testicule et l'épididyme : on voit ce dernier s'en détacher, perdre ses plexuosités, s'étaler plus ou moins longuement dans l'intérieur du canal.

Et d'après le rapport de M. Villard, de Lyon : le canal déférent en pareil cas présente toute sa longueur ; ce n'est pas lui qui s'opposera à l'abaissement du testicule, mais bien les vaisseaux sanguins demeurés courts, le canal déférent paraissant dans la plupart des cas atteindre aux dimensions qu'il aurait présentées comme si la migration défectueuse du testicule le laissait indifférent. Cette disposition est celle rencontrée dans la plupart des observations : le canal déférent conserve sa longueur normale, mais il doit se replier sur lui-même en raison de la situation du testicule restée haute.

Les modifications que subit le canal péritonéo-vaginal du fait de la présence du testicule ectopié, offrent un gros intérêt chirurgical. C'est de ces modifications que dépend la formation de la hernie si souvent signalée. La séreuse d'enveloppement du testicule et du cordon peut contracter dans toute son étendue des adhérences avec la paroi du canal : conditions déplorables pour la cure chirurgicale de la malformation qui nous occupe. Parfois, au contraire, la cavité vaginale reste en libre communication avec l'abdomen, ainsi qu'on le constate normalement chez quelques espèces animales. Parfois le canal péritonéo-vaginal ne se rétracte, ne tend

à l'oblitération qu'en un point ; c'est tantôt au-dessus du testicule immédiatement, tantôt à une distance plus grande au
niveau de l'orifice profond. Parfois enfin l'oblitération locale
est définitive et la vaginale du testicule ectopique ne se continue avec la grande séreuse que par un cordon fibreux plus
ou moins net.

MODES DE TRAITEMENT

ABAISSEMENT ARTIFICIEL DU TESTICULE PAR LES MOYENS ORTHOPÉDIQUES

Pendant la première enfance, c'est-à-dire de 0 à 4 ans, si le testicule n'est pas descendu, il ne faut pas intervenir chirurgicalement.

C'est aux moyens orthopédiques qu'il faudra avoir recours ; par des massages lents et progressifs on cherchera à mobiliser la glande, à rompre ses connexions anormales et à l'abaisser dans le scrotum.

Dans la seconde enfance, c'est-à-dire jusqu'à 10 ans, rien ne presse d'intervenir s'il n'y a pas de complications douloureuses et herniaires. Tuffier recommande aussi dans ce cas les massages appropriés. Les exercices corporels (marche, sauts, etc.) doivent être conseillés, car ils peuvent provoquer la descente brusque de la glande. Malgaigne cite le cas d'un enfant de 13 ans qui, jeté à l'eau d'une hauteur de 7 pieds, a vu descendre son testicule dans le scrotum. Parmi les cas guéris par les tractions et le massage, nous citerons celui de M. Coudray, communiqué à la Société de pédiâtrie en avril 1901, et les trois cas, non moins intéressants, rapportés par M. le professeur Tédenat au Congrès français de chirurgie de 1898.

Dans le cas de hernie concomitante chez les enfants, faut-il ajouter au traitement par les massages le port d'un bandage de forme spéciale en fer à cheval, qui s'opposera à la réascension du testicule ? MM. les professeurs Forgue et Reclus, avec beaucoup d'autres chirurgiens, le conseillent.

Ce traitement semble n'avoir pas donné de bons résultats : dans les cas les plus favorables, le testicule descend rarement plus bas que la racine de la verge ; dans d'autres, très fréquents, le testicule remonte occuper sa place dès que le bandage est enlevé (observ. Bidwell, thèse Fotiadès, Paris 1901).

La glande séminale subissant une évolution considérable pendant la puberté, il ne faudra pas dans ce cas recourir aux moyens orthopédiques, car dès lors l'arrêt de migration ne saurait être considéré comme un retard, mais comme une ectopie définitive justiciable d'une intervention chirurgicale.

En résumé, divers autres traitements peuvent être appliqués aux malades porteurs de testicules arrêtés au cours de leur migration : c'est ce que nous allons essayer de synthétiser dans le chapitre suivant.

Le but de l'intervention chirurgicale doit être conservateur avant tout ; quoique les indications les plus diverses puissent se donner libre cours ; depuis l'expectation simple ou aidée de petits moyens palliatifs, jusqu'à l'ablation du testicule ectopié.

ORCHIDOPEXIE. — Cette opération consistant à abaisser et à fixer le testicule en situation normale, remonte, d'après Kocher, à 1820. C'est Koch, de Munich, qui parla pour la première fois de cette méthode sanglante ; et bientôt Adams, Chelius, Curling marchèrent sur ses traces, mais leurs résultats ne furent pas suivis de succès. Ces insuccès contribuèrent à rebuter la plupart des chirurgiens de l'époque, à tel point que certains, comme Kraske, se prononcèrent nettement pour la castration dans le cas d'adhérence complète du sac.

Depuis lors, l'orchidopexie a vu sa technique se perfectionner et donner des résultats satisfaisants avec Max Schüller, Horsley, Nicoladoni, Albert (de Vienne), Sonnenburg. D'autres modifications ou perfectionnements ont été apportés à la technique de l'orchidopexie par MM. Richelot, Kirmisson, Tuffier, Berger, Terrier, Lucas-Championnière, etc.

L'opération comporte trois temps : 1° recherche et abaissement du testicule ; 2° mise en place du testicule ; 3° fixation de la glande.

Premier temps. — Nous ne nous étendrons pas sur la recherche du testicule, car c'est chose facile pour un chirurgien expérimenté.

Mais en ce qui concerne l'abaissement de la glande, l'opération est beaucoup plus délicate parce que l'on peut rencontrer des obstacles nombreux et dangereux à supprimer.

Les brides qui fixent le testicule ainsi que les résidus du gubernaculum peuvent être détruits sans préjudice. Mais dès qu'il s'agit de surmonter la brièveté du cordon, les avis des chirurgiens sont partagés. C'est ainsi que Mignon préconisa un procédé audacieux qui consistait en la section complète de tous les éléments du cordon, sauf le canal déférent, car une fois l'obstacle vasculaire enlevé, on peut amener la glande hors du canal inguinal.

La majorité des chirurgiens n'ont pas essayé de toucher à l'obstacle créé par la brièveté du canal déférent. Cependant Bidwell et Wood cherchèrent à obtenir un allongement ; en séparant la queue de l'épididyme du testicule et en déroulant cette partie initiale du canal épididymaire, ils cherchent à allonger le cordon aux dépens de l'épididyme, qui reste fixé au testicule par son extrémité antérieure, *la tête*. La persistance du canal vagino-péritonéal constitue également un obstacle à l'abaissement du testicule, obstacle dont il faudra tenir compte, en faisant la libération de ce tractus périto-néo-vaginal avant la mobilisation de la glande.

Deuxième temps. — Le deuxième temps est constitué par la mise en place du testicule. Routier, Félizet, Reynier n'ont pas craint de dire que si le cordon présentait une brièveté marquée, il fallait s'attendre à réascension de la glande. Des chirurgiens moins sceptiques ont obtenu de bons résultats par la fixation de la glande.

Troisième temps. — *a)* Fixation de la glande elle-même. — Après avoir dilaté la bourse, qui généralement est fort mal développée, on constitue une loge suffisante pour placer la glande, puis on la fixe au moyen de trois points de catgut passant par l'albuginée et venant se fixer à la paroi scrotale.

Villemin et Mauclaire préfèrent opérer la fixation de la glande intestinale du côté opposé, en pratiquant une petite boutonnière dans la cloison des bourses.

On a employé divers moyens de fixation : depuis le fil de caoutchouc fixé au genou jusqu'à la fixation à la partie interne de la cuisse et la fixation au périnée.

b) Fixation en agissant sur le cordon. — Kirmisson fait autour du cordon et sur la plus grande hauteur possible des sutures au catgut, réunissant tous les tissus fibreux qui entourent le canal déférent, de façon à transformer ce cordon en une tige rigide, maintenant le testicule aussi écarté que possible de l'orifice interne du canal inguinal.

Bérard fixe le testicule à la cloison médiane des bourses et au dartos, après retournement du canal vagino-péritonéal.

Beck cravate le cordon par la dissection d'un lambeau aponévrotique détaché du bord externe de l'anneau inguinal, qu'il fixe après l'avoir retourné.

Tuffier, dès 1890, fixe le cordon aux piliers inguinaux, et

bientôt Richelot, Monod, Tédenat, Jalaguier suivent son exemple.

Souligoux fixe le cordon au pubis d'un côté et à l'aponévrose des muscles adducteurs, en bas, à la face profonde du scrotum, sans perforer celui-ci.

Félizet (1891-1901) rétrécit l'anneau inguinal externe avec des fils d'or de manière à pincer le cordon et à gêner la circulation veineuse de retour ; cherchant ainsi à produire un varicocèle qui a pour conséquence l'allongement du cordon.

Nélaton et Ombrédanne (1897) font passer le cordon en plein corps du pubis ; le trajet parcouru est plus court et peut se fermer hermétiquement.

Enfin, en 1906, M. Alivisatos préconisa la fixation du cordon au périoste du pubis ; c'est le procédé qu'il a décrit sous le nom de spermotoropexie.

Procédé de la greffe intertesticulaire de Mauclaire. — Les temps opératoires consistent en :

1° Section complète de la cloison des bourses ;

2° Ouverture de la vaginale du côté sain ;

3° Avivement losangique de la face interne de l'albuginée sur les deux testicules ;

4° Suture des surfaces avivées, en unissant les bords symétriques ;

5° Enveloppement des deux testicules accolés par une suture de la vaginale en utilisant la séreuse de la hernie : il n'y a plus alors qu'une seule vaginale englobant les deux testicules, ce qui complète la synorchidie artificielle ;

6° Suture de la vaginale unique par quelques points de catgut à la face profonde de la ligne médiane du scrotum ;

7° Suture des tissus profonds autour du cordon pour le fixer.

Mauclaire a eu pour but, par la greffe de la glande sur son

congénère, de lui assurer une nutrition plus complète et en même temps lui assurer sa régénération.

M. le professeur Forgue, dans la *Presse médicale*, 1906, précise et développe la technique opératoire dans le cas d'ectopie avec adhérences du conduit péritonéo-vaginal aux éléments du cordon. Il passe en revue les différents modes opératoires selon que l'on se trouve en présence d'une ectopie à canal ouvert (cas le plus fréquent) ou d'ectopie à canal fermé.

Pour le cas le plus fréquent d'ectopie à *canal ouvert* : pratiquer une incision oblique dans le trajet du canal inguinal, prolongée en bas sur la partie haute du scrotum et en haut dépassant la région de l'anneau interne. Fendre l'aponévrose du grand oblique, puis dégager en haut les bords des petit oblique et transverse et en bas la face supérieure de l'arcade crurale. Libérer avec le doigt les adhérences périfuniculaires de façon à bien dégager le cordon.

On peut aisément délibérer et soulever en bloc le testicule et son cordon, ce qui permet de faire des tractions sur l'organe, tractions commodes pour l'incision du cordon et pour la dissection de la vaginale.

Prenant pour repère le testicule tendu par un aide, on incise la gaine du cordon en commençant par le plan crémastérien, la fibreuse commune et la séreuse. Dans le cas où l'ectopie est compliquée de hernie, le canal péritonéo-vaginal, distendu en sac herniaire, est découvert et incisé. Mais dans l'hypothèse d'une ectopie avec prolongement péritonéal jusqu'au testicule, on conduit la dissection de la séreuse de la manière suivante :

On divise cette séreuse transversalement au-dessus du testicule ; la portion du péritoine sous-jacent à cette incision sera reployée autour du testicule pour constituer la vaginale.

Puis on décolle le plus haut possible les éléments du cordon. La difficulté de ce travail de clivage est différente selon les relations de la séreuse avec les éléments du cordon.

Lorsque, après avoir pris toutes ces précautions, le testicule résiste et demeure insaisissable, c'est que les vaisseaux spermatiques ne prêtent pas ; que pour les relâcher il faut les séparer des autres éléments du cordon tout en poursuivant leur dégagement le plus haut possible dans le tissu rétro-péritonéal.

Par suite de la position élevée de l'incision et de la dissection préalable de la paroi postérieure du canal, on a beaucoup plus de facilité pour opérer le dégagement sous-séreux du groupe vasculaire spermatique, qui peut remonter dans le plan extrapéritonéal au-delà de l'orifice interne du canal.

Pour le cas d'ectopie à *canal fermé* avec oblitération partielle du conduit péritonéo-vaginal, il faut toujours diriger ses investigations vers les parties les plus élevées du cordon, de façon à y découvrir un infundibulum péritonéal, qu'une pointe fibreuse répondant au tronc oblitéré rattache à la vaginale du testicule, close et isolée.

M. le professeur Forgue n'ose affirmer si cette libération méthodique sous-séreuse du groupe spermatique réussira toutes les fois à favoriser la descente du testicule de façon à lui permettre de rester en bonne place.

Pour garantir la fixité de position de l'organe, M. Forgue conseille d'échelonner de haut en bas une série de crans d'arrêt par de fins catguts unissant les débris de la tunique fibreuse à la couche musculaire du trajet, aux piliers reconstitués de l'aponévrose du grand oblique, aux tissus obliques qui recouvrent le pubis, et en dehors à l'aponévrose des abducteurs. C'est ce qui constitue la fixation de la portion funiculaire interstitielle.

Dans le scrotum, la fixation de l'organe se fait : 1° par un

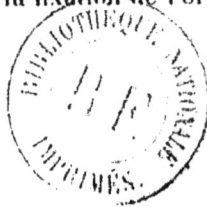

2

point inférieur du ligament scrotal au fond des bourses ; 2°
par une série de catguts passés circulairement sous la face
profonde du scrotum et dans le tissu préfuniculaire, de façon
à capitonner la bourse par des sutures en cercle successive-
ment étagées au-dessus du testicule.

OBSERVATION PREMIÈRE

De l'ectopie testiculaire et de son traitement par la fixation cutanée
prépubienne du testicule, par M le Dr Paul Delbet, de Paris.

Le malade est un homme de 40 ans ; il vient me consulter
en mai 1906. Il y a six mois, le malade a vu peu à peu gros-
sir la partie gauche du scrotum ; puis un jour, ayant pressé
sur la partie, il a constaté que la tumeur diminuait peu à peu,
et a remarqué à la même époque que le testicule (ou plutôt ce
qu'il appelle son testicule), qui insuffisamment descendu était
resté fort petit, avait augmenté et atteignait le volume d'une
grosse amande. Depuis cette époque, le malade a remarqué
que ses parties sont grosses le soir, quand il est fatigué, ou
dans la journée, après une course, un effort. Un médecin
consulté diagnostique un varicocèle. Le malade, voyant les
accidents s'aggraver, vient consulter à Paris un médecin qui
me l'adresse. L'examen me permet de diagnostiquer : hydrocèle dans une vaginale en communication par un conduit vagino-péritonéal perméable avec la grande cavité abdominale.
Le liquide réduit, je trouve une paroi légèrement épaissie et
une petite masse du volume d'une amande, légèrement douloureuse, placée dans la partie moyenne du scrotum que je
diagnostique testicule, enfin dans le pli périnéo-scrotal, une
masse du volume d'une grosse bille que je considère comme
un ganglion engorgé, malgré ce renseignement donné par le
malade que cette grosseur existe depuis la naissance.

Le malade refuse d'abord l'opération, puis se ravise et
vient prendre un lit dans ma maison de santé, le 31 juillet
1906. J'opère le 3 août. Je fends la bourse du côté gauche et

constate que la tumeur inguinale prise pour un ganglion est le testicule atrophié en ectopie inguino-scrotale ; la masse scrotale n'est autre que la partie inférieure de l'épididyme partiellement déroulée et occupée par un gros noyau de tuberculose caséeuse. La vaginale, épaisse de 1 centimètre, est rouge, hérissée de granulations tuberculeuses. Je la dissèque jusqu'à sa partie supérieure ; au moment où j'arrive sur la séreuse péritonéale, il s'écoule du ventre 1 litre environ de liquide ascitique et mon doigt introduit dans le ventre sent le péritoine recouvert de granulations analogues à celles de la vaginale.

L'évolution clinique, l'âge réciproque des lésions ne peut laisser de doutes sur la filiation des accidents : le malade atteint d'ectopie congénitale a vu la tuberculose envahir son épididyme anormal ; de l'épididyme la tuberculose a gagné la vaginale, puis la séreuse péritonéale. Le malade a succombé, peu après l'intervention, à la granulie.

D'autre part, M. le docteur Taillefer, à propos de la technique opératoire de l'ectopie testiculaire inguinale, s'exprime ainsi :

« Tous les chirurgiens sont d'accord dans l'opération de l'ectopie testiculaire inguinale, sur la nécessité de commencer par une cure radicale de la hernie. Le canal péritonéo-vaginal complet ou incomplet doit être disséqué ; toutes les brides fibreuses ou musculaires seront coupées ; en un mot, le testicule sera complètement libéré des parties auxquelles il est adhérent.

Ceci fait, comment convient-il de continuer l'opération ?

Dans le cas où le cordon est long, l'opération se simplifie et il ne reste plus, après libération des adhérences, qu'à empêcher l'ascension du testicule.

Lorsque le cordon est court, quelques chirurgiens, avec Mignon et P. Delbet, n'hésitent pas à couper tous les vais--

seaux, ne conservant que le canal déférent, afin d'obtenir l'allongement désiré. La plupart des chirurgiens ont accepté l'opinion de Broca, qui pense que cette section des vaisseaux menace singulièrement la vie du testicule, ou tout au moins sa fonction. Aussi se gardent-ils bien de toucher aux vaisseaux et même de dérouler l'épididyme de peur de compromettre la circulation sanguine.

Comment peut-on empêcher l'ascension du testicule ?

L'opinion de plusieurs chirurgiens est que tous les procédés, toutes les pexies proposées ne servent à rien si le cordon est court. Le testicule remontera. Au contraire, avec un cordon long, quel que soit le procédé, à la condition de bien libérer le testicule et son cordon, le testicule restera en bonne place dans le scrotum. Et voilà pourquoi des succès très nombreux ont été obtenus avec les procédés les plus divers. Le procédé de pexie importerait peu.

Tel n'est pas l'avis de beaucoup d'autres chirurgiens qui, loin d'être sceptiques, estiment qu'il est possible de fixer le testicule et de l'empêcher de quitter le fond des bourses.

Deux idées générales ont présidé au choix des divers procédés de fixation du testicule :

1° On empêche l'ascension du testicule en le fixant directement ou indirectement par le cordon en un point voisin (scrotum, paroi abdominale, pubis, périnée, cuisse).

2° On empêche l'ascension du testicule en mettant un obstacle devant lui, une barrière qu'il ne puisse franchir : on fait, en quelque sorte, un bouchon qui obture le goulot du sac scrotal.

1° De la première de ces idées générales, découlent les nombreuses variétés, sous-variétés, procédés et procédoncules de pexies. Chaque chirurgien y est allé de sa petite méthode et nous retrouvons ici cette abondance de procédés

personnels qui embroussaillent tant de questions chirurgicales et dénotent plus d'ingéniosité que d'esprit scientifique.

Le testicule est fixé au scrotum. C'est la première méthode
employée : elle est aujourd'hui généralement abandonnée,
car le testicule remonte toujours, entraînant après lui le scrotum.

Le testicule est fixé au testicule voisin (procédés de Villemin, Walther), soit par un point sur la substance testiculaire
(Villemin), soit par un point sur la vaginale et en rétrécissant
par quelques points l'ouverture au travers de laquelle on l'a
fait passer (Walther), soit en faisant une greffe du testicule
ectopique sur le testicule sain (avivement et suture, synorchidie artificielle de Mauclaire).

Il y a quelques années, quelques chirurgiens, dans le but
d'éviter l'ascension du testicule, exerçaient une traction élastique sur celui-ci au moyen d'un fil de caoutchouc passé d'une
part dans le scrotum, et fixé, d'autre part, au genou (Tuffier),
ou au pied, ou à une tige métallique prenant son point d'ap-
pui sur une ceinture pelvienne. Ces procédés peu chirurgicaux
ont été abandonnés par leurs auteurs eux-mêmes.

Quelques chirurgiens ont substitué à ce pédicule artificiel
élastique un pédicule vivant ; on a taillé des lambeaux sur le
périnée, sur la cuisse.

D'autres ont seulement fixé le testicule à la peau de la
cuisse (Annandale, Imbert).

Un certain nombre a voulu fixer le testicule indirectement
par le cordon.

On a fixé le cordon à la paroi abdominale (piliers inguinaux), Tuffier (deuxième manière) ; au périoste du pubis (un
chirurgien d'Athènes).

Enfin Peyrot, Souligoux multiplient les points de fixation :
ils fixent le scrotum au périoste du pubis, aux adducteurs, et
au scrotum.

2° Une deuxième idée générale a inspiré toute une série de procédés. On ne cherche plus à fixer le testicule ou son cordon : on s'oppose à l'ascension du testicule, en mettant une barrière devant lui, en l'incarcérant dans son propre habitat.

Il est évident que par ce moyen détourné, le but cherché sera obtenu. Si l'on peut vraiment boucher l'orifice du sac scrotal, il faudra bien que le testicule reste dans sa loge.

Kirmisson réalise ce programme en suturant les enveloppes du cordon qui au préalable avaient été dissociées pour la dissection du conduit péritonéo-vaginal. La cicatrice qui résultera de cette suture augmentera le volume du cordon. Celui-ci sera plus épais, entrera à frottement dans le goulot du sac scrotal et constituera de la sorte un véritable bouchon placé au-dessus du testicule.

D'autres chirurgiens ferment avec le plus grand soin ou du moins diminuent l'orifice externe du canal inguinal ; de cette façon, le testicule ne pourra plus y entrer. Félizet rapproche les piliers inguinaux avec des fils d'or et va même jusqu'à comprimer le cordon pour obtenir une sorte de varicocèle par stase veineuse. Jalaguier place le cordon au fond du canal inguinal et au-dessus de lui suture le petit oblique et le transverse à l'arcade de Fallope. Villard, de Lyon, fait un Bassini très complet. Nélaton et Ombrédanne ferment complètement l'orifice inguinal externe et font passer le cordon dans un tunnel osseux qu'ils creusent dans le corps du pubis.

Gasparini fait une suture circulaire sur les enveloppes du cordon, à l'entrée de celui-ci, dans le scrotum.

Peyrot, Souligoux pratiquent plusieurs sutures étagées, mais les sutures prennent non seulement les enveloppes du cordon, mais la paroi scrotale.

Bérard retourne le canal péritonéo-vaginal, l'accole au cordon, dont il augmente ainsi l'épaisseur.

Telles sont les deux idées maîtresses qui ont guidé les chirurgiens dans le choix d'une technique de la cure de l'ectopie testiculaire.

Plusieurs d'entre eux ont proposé des procédés mixtes dérivant de ces deux principes.

Quand on étudie les résultats obtenus par tous ces procédés, on constate que tous auraient des succès à leur actif. C'est donc que le procédé importerait peu. Il est évident qu'il s'agit de cas dissemblables qu'il ne faut pas, dès lors, comparer.

Je suis convaincu que, dans la plupart des cas, la clef du succès se trouve dans une bonne cure radicale de hernie. Si le sac péritonéo-vaginal est bien extirpé et s'il n'y a pas de la brièveté du cordon, le testicule restera dans les bourses. Mais lorsque le cordon est court, faut-il, avec Mignon, Delbet et Championnière, couper tous les vaisseaux à l'exception du canal déférent ? Sans doute les observations d'ectopie testiculaire chez l'adulte, présentées par Mignon à la Société de chirurgie, prouvent que le testicule est bien vivant, ne s'est pas atrophié malgré l'opération. Est-ce que des anastomoses se sont établies entre la déférentielle et des adhérences vasculaires ? Il n'est pas prouvé que l'artère spermatique soit une artère terminale comme on l'a affirmé. Si la vie testiculaire est assurée, peut-on en dire autant de la fonction ? Il est vrai que les faits présentés par les histologistes ne plaident pas en faveur de la spermatogénèse des testicules ectopiques. Dès lors pourquoi rechercher un résultat qui paraît n'être qu'un mythe et pourquoi ne pas nous contenter des résultats obtenus par Mignon ? Il faut bien avouer que, jusqu'à nouvel ordre, nous devons nous incliner devant de pareils faits. Malgré l'opinion de la plupart des membres de la Société de chirurgie, qui n'osent pas sectionner les vaisseaux du cordon de peur de la gangrène, de l'atrophie ou tout au moins de la diminution de la fonction du testicule, les observations de Mignon ne peuvent être contestées.

Il faut attendre de nouveaux cas pour se prononcer. Je suppose que le cordon est trop court et qu'on ne se décide pas à adopter le procédé de Mignon, que faire ?

Sébilleau laisse le testicule tout près de l'orifice externe. Je craindrais que ce testicule ne devienne facilement douloureux et que le résultat de l'opération plaise peu au malade ou à son entourage. Routier le refoule dans le ventre. Souligoux le fixe au-dessus de l'orifice interne afin que la poussée abdominale ne fasse engager à nouveau le testicule dans le canal inguinal.

Il est certain que dans les cas d'ectopie double on n'a plus le droit aujourd'hui de faire la castration, car on connaît la nouvelle fonction attribuée au testicule : la sécrétion interne de cette glande est utile pour la bonne santé de l'organisme. Pour ma part, dans un cas d'ectopie double avec brièveté réelle du cordon, je réintégrerai un testicule dans l'abdomen pour assurer la sécrétion interne en le fixant par un point, à la manière de Backer, pour le sac herniaire, et j'abaisserai l'autre dans le scrotum, en sectionnant les vaisseaux du cordon, suivant le procédé de Mignon, afin de donner au malade la satisfaction d'avoir au moins un testicule.

S'il est incontestable que le facteur le plus important de la fixation du testicule dans le sac est la cure radicale de la hernie, personne ne contestera que le testicule, immédiatement après l'opération, a une tendance à remonter et à se placer à l'orifice externe. L'opéré et l'entourage sont médiocrement satisfaits de ce résultat, et on a beau leur dire que la cure de l'ectopie est bien faite, que le testicule descendra, que des massages hâteront cette descente, il faut bien convenir que l'effet est piteux, et sur ce point pas un praticien ne me démentira.

Je crois donc qu'il est bon, en vue d'assurer la fixité du testicule (deux précautions valent mieux qu'une), et pour obtenir un résultat immédiat parfait, je crois qu'il est bon de fixer le testicule au fond des bourses. La fixation au scrotum est abandonnée, car elle ne sert à rien ; le testicule remonte. La fixation aux piliers inguinaux ne donne pas de meilleur résultat pour le même motif.

La fixation à l'autre testicule, comme la pratiquent Villemin, Walther, Mauclaire, arrive bien à son but : le testicule est maintenu dans la bourse, mais je craindrais que la suture en plein tissu testiculaire n'aboutisse à l'atrophie de celui-ci, ou bien, si on ne touche pas au testicule, comme fait Walther, je craindrais un étranglement dans la boutonnière que ce chirurgien a créée entre les deux loges scrotales.

Les fixations au périnée ou à la cuisse doivent être rejetées car, en immobilisant le scrotum, elles donnent au sujet une véritable infirmité.

J'ai eu l'occasion de faire 50 opérations pour ectopie testiculaire.

Dans deux cas, il s'agissait d'une ectopie inguinale interstitielle unilatérale accompagnée d'une énorme hernie adhérente, chez des adultes.

Le testicule était très atrophié, le cordon très court. En outre, la dissection des adhérences avait fait du testicule et du cordon un tout fortement cruenté : je pratiquai la castration.

Dans un troisième cas j'avais affaire à un enfant de 11 ans qui avait une ectopie inguinale externe compliquée d'une hernie. Après avoir fixé le testicule au fond du scrotum, je constatai que cela ne servait à rien, car le testicule reprenait son ancienne place.

Je le fixai alors par deux points de catgut à la paroi antérieure du scrotum, ces deux points étant passés, en perforant la peau, de dehors en dedans et prenant la substance testiculaire au niveau du pôle inférieur et du pôle supérieur de la glande.

Les résultats immédiat et définitif ont été parfaits. Le testicule s'est développé normalement.

Cette opération date du 21 mars 1899 (pratiquée sous l'anesthésie générale à l'éther, réunion par première intention).

Je me demandai cependant s'il était prudent de passer un fil dans le tissu testiculaire, si on ne déterminait pas ainsi l'atrophie de celui-ci ou tout au moins son amoindrissement physiologique. Et puis une infection venant de la peau du scrotum pouvait inoculer le testicule et le faire suppurer. Aussi je renonçai à ce procédé et m'arrêtai à la technique suivante qui m'a donné 2 fois un résultat immédiat et définitif parfait.

1° Incision allant de l'orifice du canal inguinal au fond des bourses.

2° Cure radicale d'une hernie inguinale, c'est-à-dire :

Incision de la paroi intérieure du canal inguinal.

Dégagement du cordon.

Incision de l'enveloppe du cordon.

Dissection du conduit péritonéo-vaginal ou de ce qui en reste. Extirpation de ce conduit. Je ne laisse que la vaginale testiculaire qui se ferme par un point.

Extirpation de toutes les brides fibreuses ou musculaires qui fixent le cordon ou le testicule.

3° Je m'occupe alors du scrotum ; je creuse avec le doigt un sac scrotal : je dilate ce sac avec des pinces hémostatiques.

4° Jusqu'ici mon procédé ne diffère en rien des autres procédés. Voici sa partie originale :

Je suture la paroi antérieure du canal inguinal, après avoir replacé le cordon dans le lit inguinal, points séparés, catgut 1. Arrivé à l'orifice externe que je ne ferme qu'incomplètement, tout juste pour laisser passer le cordon, je continue ma suture jusqu'au fond des bourses. Le doigt d'un aide protège le cordon et à droite et à gauche je place des points séparés, catgut 1, qui prennent les tuniques scrotales sans perforer la peau.

Cette suture, à points séparés, prenant les tuniques scrotales (sans perforer la peau) à droite et à gauche du cordon, est plus simple, plus rapide que les points en bourses que j'avais d'abord adoptés et donnent le même résultat.

Pour faciliter cette suture du scrotum, je retourne au préalable le scrotum et un aide le maintient retourné au moyen de pinces de Kocher. La manœuvre est très simple et très rapide.

De cette façon, le testicule ne peut remonter car il ne peut franchir la passe, le goulot très étroit qui est au-dessus de lui et dans lequel peut passer seulement le cordon. Il est ainsi incarcéré au fond du puits scrotal.

Les avantages de ce procédé sont d'abord son extrême simplicité ; c'est une cure radicale de hernie avec suture de la paroi antérieure prolongée jusqu'au fond du scrotum. Le cordon est maintenu par des points, non seulement au niveau de la région inguinale, mais encore dans le scrotum. En outre, on ne touche pas aux vaisseaux du cordon, la circulation du testicule et par suite sa fonction ne peuvent être altérées.

J'ai pratiqué deux fois cette opération.

Observation II

Il s'agit d'un enfant de deux ans, ayant de chaque côté une ectopie testiculaire, variété inguinale interstitielle. Le testicule droit et le testicule gauche se trouvaient en plein canal inguinal.

A droite il y avait une petite hernie : le canal péritonéo-vaginal était perméable d'un bout à l'autre, mais on n'avait jamais constaté l'engagement de l'intestin dans ce conduit.

A gauche le canal péritonéo-vaginal était obturé. Je pratiquai l'opération suivant la technique décrite plus haut. A droite le cordon était court : je ne pus abaisser le testicule jusqu'au fond, mais il est bien à moitié hauteur du scrotum, suffisamment abaissé.

Le résultat immédiat fut parfait et ce résultat s'est maintenu. L'opération a été faite le 12 janvier 1904 (opération pratiquée sous l'anesthésie générale à l'éther), réunion par première intention. Rien à signaler dans les antécédents du malade : il n'y avait pas d'ectopie testiculaire dans sa famille. L'enfant avait eu des convulsions. C'était un enfant superbe, de très belle apparence. J'ai pu constater un an après l'opération que les testicules étaient bien en place et qu'ils étaient normaux.

Il m'a été impossible de revoir l'enfant, avant d'écrire ce mémoire.

Je ne comprends pas pourquoi les rapporteurs Villard et Souligoux indiquent, comme limite d'âge pour l'opération de la cure de l'ectopie, dix ans (Villard) et six ou huit ans (Souligoux).

Je crois qu'il y a avantage à opérer l'enfant dès qu'il ne se souille plus par ses déjections, par conséquent entre deux et quatre ans. Le massage seul ne guérit pas l'ectopie vraie : il est insuffisant dans la très grande majorité des cas.

En outre, la plupart du temps le canal péritonéo-vaginal n'est pas fermé et il y a intérêt pour l'enfant à être débarrassé d'une hernie. Enfin il me paraît évident que les fonctions testiculaires seront d'autant plus sauvegardées que l'opération sera plus précoce.

OBSERVATION III

Due à M. le Dr Bousquet, de Clermont-Ferrand.

B... Michel, 44 ans, des environs de Saint-Nectaire, porte depuis l'enfance une tumeur, du volume d'une grosse noix verte, située au niveau du pli de l'aine gauche. Cette tumeur est constituée par une cavité dans laquelle se trouve le testicule maintenu au-dessus de l'anneau inguinal externe. Ce testicule, que l'on palpe facilement sous la peau, est du volume d'un gros haricot. À son niveau, la peau amincie n'est nullement doublée par le tissu cellulaire, elle est flasque et ridée. Le scrotum situé au-dessous est petit, aplati, il remonte dans la direction du testicule. En faisant tousser le patient, on ne constate aucune trace de hernie. Le testicule droit, bien développé, est descendu à sa place et a permis à son propriétaire de remplir dignement ses fonctions conjugales, car il est père de 3 enfants. Cette infirmité n'a jamais occasionné de crises douloureuses, ni aucune gêne, c'est simplement parce qu'il a peur de voir sa tumeur augmenter que cet homme vient à l'hôpital.

Opération le 27 juin 1907. — Incision parallèle au grand axe de la tumeur, on trouve une vaginale petite, mais bien constituée, absolument close par en haut. Le testicule et le cordon sont libres dans cette vaginale ; on détache les adhérences qui l'unissent aux tissus périphériques, et le cordon est poursuivi et détaché avec tous ses éléments jusque sous le péritoine. Les piliers sont écartés l'un de l'autre à leur partie inférieure. Toutefois, il n'y a dans le canal aucune trace de hernie. Le scrotum n'est pas développé, la pulpe du doigt ne peut pénétrer dans son intérieur ; on est obligé d'effondrer les tissus puis de creuser avec l'index une loge capable de contenir l'organe — on ferme les piliers par trois points de suture au fil de lin, on réséque la vaginale, qui forme une sorte de ballon, puis deux points de suture au catgut très fin fixent au fond du scrotum la vaginale et le testicule. La vaginale est ensuite plissée au-dessus du testicule, et le scrotum est fermé par quelques sutures au crin. Large pansement ouaté.

Aucune complication.

Vingt jours après le patient sort de l'hôpital très satisfait de son opération. La tumeur qui existait au pli de l'aine a complètement disparu, le testicule est à un travers de doigt au-dessus du bord inférieur de l'arcade, il plisse et remonte le scrotum auquel il semble adhérer.

Observation IV
Due à M. le docteur Froelich, professeur-agrégé à Nancy.

Il s'agit d'un garçon de 15 ans, A. R..., fils d'un médecin militaire.

Son père est mort il y a dix ans d'une pneumonie ; sa mère est bien portante ; il a un frère plus âgé que lui de deux ans et normalement constitué ; lui-même est un garçon solide et bien musclé. Il m'est amené par sa mère en décembre 1904 parce qu'il est atteint d'ectopie testiculaire double et qu'il éprouve de temps à autre des douleurs violentes dans la région inguinale gauche, en même temps qu'apparaît une petite bosse à ce niveau.

Examen. — La verge est très développée ; le scrotum au contraire, très réduit de volume ; le canal inguinal gauche est ouvert et permet l'introduction du doigt. En faisant tousser le malade on sent une impulsion. En faisant coucher le malade et en exerçant des pressions de haut en bas sur le canal inguinal, on arrive à faire saillir jusqu'à l'orifice externe un organe arrondi du volume d'une noix, très sensible et qui n'est autre que le testicule gauche. Dès que l'on lâche la main, le testicule rentre et, quand le malade est debout, il est impossible d'exprimer la glande hors du canal.

A droite, l'orifice inguinal est également perméable, on sent de l'impulsion pendant les efforts de l'enfant, mais il est impossible de sentir la moindre glande. Le système pileux génital est abondant. La mue de la voix est en train de se faire et l'enfant a la raucité spéciale de la voix de ce moment.

Il s'agit donc d'une ectopie testiculaire double intra-inguinale à gauche et intra-abdominale à droite.

Nous proposons une intervention pour le côté gauche, cette intervention est acceptée et pratiquée le 6 janvier 1905 avec l'aide de mes confrères les docteurs Renaud et Job.

Incision de 7 centimètres allant depuis l'anneau inguinal jusqu'au scrotum, ouverture du canal inguinal, nous trouvons un sac péritonéal sur lequel rampe le cordon spermatique et l'artère déférentielle. Il est facile de les attirer tandis que la glande reste fixée au fond du canal inguinal par un cordon épais composé de grosses veines, d'une artère et de tissu musculaire.

Dans l'impossibilité d'attirer la glande hors du ventre nous lions ce cordon vasculaire, nous le sectionnons, ce qui nous

permet d'attirer à l'extérieur un testicule et un épididyme normal que nous arrivons sans grand'peine à descendre dans le
scrotum. — Fermeture de la séreuse, reconstitution du canal
inguinal et fixation du cordon par un certain nombre de fils
de soie qui ramènent au devant du canal le tissu cellulaire du
pli génito-crural dans le fond du scrotum. Nous passons encore deux fils à travers le scrotum au-dessous du testicule, de
façon à diminuer l'orifice de sortie de la loge scrotale.

L'opéré se lève au bout de quinze jours sans avoir eu de la
température, malgré une infiltration sanguine assez notable
du scrotum et de la région inguinale.

L'enfant retourne au lycée au bout d'un mois.

Le 16 juillet 1905, l'enfant nous est ramené ; le testicule n'a
pas diminué ; il a sa consistance normale ; il est situé à la
partie moyenne du scrotum.

La mère demande que l'opération soit également faite du
côté droit, la région étant douloureuse quelquefois et le jeune
homme affirmant que de temps à autre une petite bosse apparaît dans le canal inguinal.

Guérison par première intention. Nous renvoyons le jeune
homme au commencement de juillet 1906 ; le testicule gauche
est toujours normal et normalement placé. Mais dans la
bourse droite on ne sent que quelques veines variqueuses.

Après avoir expliqué à notre opéré, qui alors est âgé de
dix-huit ans, tout l'intérêt qu'il aurait à examiner son sperme,
nous obtenons qu'il nous en procure et nous y constatons
l'existence d'un assez grand nombre de spermatozoïdes.

Cette observation a son intérêt, car il est à espérer que le
cas n'est pas tout à fait exceptionnel, et que l'orchidopexie
pratiquée à temps pourra souvent conserver aux cryptorchides non seulement leurs aptitudes viriles, mais également
leur pouvoir fécondant.

3

Observation V

Due à M. le docteur Vidal, d'Arras.

Ch..... Rémy, 19 ans, m'est présenté en 1900. Son aspect étrange frappe immédiatement l'attention ; c'est un gros garçon, presque obèse, bouffi, aux gestes maladroits, à la voix féminine « véritable Auguste de cirque », disait plus tard l'un de mes aides. Sa mère me déclare « qu'il n'a rien dans ses poches » (sic) et désire savoir si, comme elle l'a entendu dire, il est possible de remédier à cette défectuosité. Rien d'intéressant dans les antécédents, rien de particulier hors la région incriminée ; le corps thyroïde a son volume normal ; système pileux particulièrement indigent dans la région pubienne. Scrotum rétracté sous le pubis, absolument infantile ; hernie inguinale double, ne franchissant pas les anneaux qui semblent très étroits.

Le testicule gauche est senti à travers la paroi, très haut dans le canal ; je ne puis localiser le droit. De temps à autre, accidents douloureux à droite, qui obligent le malade à s'aliter quelques heures, puis se calment, me dit-on, grâce à des cataplasmes abondants et variés.

Opération. (8 novembre 1900). — Début par le côté gauche. Testicule très haut situé en avant du sac herniaire, de consistance et de couleur normale, peut-être un peu moins développé que d'ordinaire. L'abaissement possible est extrêmement réduit : 1 centimètre à peine, par une traction assez vigoureuse ; le cordon, examiné et disséqué avec soin, est réduit à ses seuls éléments utiles ; je poursuis très haut dans le ventre le conduit péritonéo-vaginal ; malgré cela, la descente reste impossible, et l'on ne gagne pas 2 centimètres ; le testicule reste fixe, immobilisé non par des brides étrangères à la constitution normale du cordon, mais parce que les éléments constitutifs de celui-ci sont eux-mêmes extrêmement courts ; il n'y a rien à dérouler.

C'est une castration qui s'annonce, et la technique de Mignon elle-même (1902) — d'ailleurs inconnue alors — ne m'eût été d'aucun secours tant le déférent était bref.

Aucune décision n'est possible avant d'avoir en main le testicule droit. Je le trouve placé lui aussi très haut dans le canal, un peu plus petit que son congénère, mais de consistance normale. Même brièveté du cordon, mêmes manœuvres que du côté gauche, sans plus de résultat. A droite comme à gauche je ne gagne pas 2 centimètres : c'est dire que, malgré les tractions, la glande refuse de franchir l'anneau.

Trois solutions restent possibles : laisser les glandes dans le canal ; c'est la hernie en permanence, ce sont toutes les menaces qui guettent l'organe en ectopie. — Faire une castration double, et guérir les hernies ; mais qui donc châtrerait, la conscience tranquille, ce jeune homme de dix-neuf ans ? — Rentrer enfin et fixer dans le ventre ces testicules qui, somme toute, me paraissent assez honorables, pour terminer ensuite par deux solides cures de hernie. C'est à ce parti que je m'arrête, pour des raisons que je discuterai plus loin. Mes incisions primitives devenues herniolaparatomies, chaque glande est fixée par un point de catgut traversant son albuginée au péritoine pariétal, du côté de la lèvre externe. Un Bassini presque classique clôt le tout très solidement.

Je me soucie cependant assez peu de représenter mon opéré à sa famille avec un scrotum toujours vide, — j'allais dire presque plus vide qu'avant cette intervention assez inattendue. Avant de clore mes derniers points, je fouille donc l'embryon de scrotum qu'il va falloir rendre habité. J'essaie d'y introduire deux petites billes de verre récoltées dans le voisinage : aucune illusion n'est possible, et nul ne les tiendra jamais pour testicules authentiques. Quelques mètres de soie pelotonnés sur un chiffon de gaze donnent une illusion plus satisfaisante, et je clos le scrotum sur cet appareil prothétique qui j'espère, l'heure venue, fera figure très suffisante.

Suites opératoires excellentes ; un peu de suintement dans la bourse gauche, qui se résorbe vite. Deux mois plus tard, le malade reste toujours bien guéri de sa double hernie. Ses testicules postiches, dont il ignore la nature, font, il est vrai, médiocre figure pour qui connaît leur histoire. Mais il les tient pour excellents et s'en déclare très satisfait. Il a maigri de 7 kilos sans en souffrir le moins du monde ; la mue de sa voix s'est faite dès le sixième mois, et la transformation opérée dans son individu est alors vraiment saisissante. Je perds ce sujet de vue pendant plusieurs années, lorsqu'en juin 1906, il m'informe qu'il est depuis quelques jours père d'un gros garçon des mieux constitués (11 juin 1906), qui « lui, au moins, est venu bien complet ». Moins convaincu que lui du bon aloi de sa paternité, acceptant plus difficilement qu'au prétoire l'adage bien connu *Is pater est quem nuptiœ demonstrant*, je fais une enquête : elle m'apprend que cette naissance s'est produite très exactement neuf mois et deux jours après le mariage. Trop de scepticisme deviendrait vraiment nécessaire pour refuser d'admettre ici que mon jeune opéré ne soit pour quelque chose dans la confection du bébé.

Tout l'intérêt de cette observation réside dans ce fait brutal : un cryptorchide, ayant ses deux testicules dans l'abdomen, a pu être fécond ; du moins, tout permet de le croire, à moins d'un parti pris vraiment trop absolu.

Et nous voici donc en présence de deux affirmations contraires : celle de la plupart des classiques, s'appuyant surtout sur le dire des vétérinaires : jamais un cheval cryptorchide n'est capable de procréer ; --- celle de la clinique, s'appuyant sur quelques faits seulement, mais qu'il semble, à la vérité, bien difficile de récuser : l'histoire des malades que nous signale Souligoux (cas de Verdier, de Beigel, de Tuffier-Souligoux), celle enfin que je rapporte à mon tour, et qui semble, dans la matérialité des faits, de bonne foi indiscutable. Puisque des faits, par essence même, ne peuvent être contradictoires, c'est donc que cette affirmation globale : « nul cryptorchide n'est fécond », doit être en quelque sorte scindée ; c'est que sous un masque d'apparence identique se cachent en réalité des cas très différents.

Je laisserai d'abord hors de la discussion la constatation matérielle faite par les vétérinaires : elle ne saurait, je crois, lui donner une base sérieuse. Que beaucoup de cryptorchides, la majorité si l'on veut, soient inféconds, nul ne voudrait le contester, chez le cheval comme chez l'homme. Mais prononcer le mot « jamais », semble vraiment bien hasardé : combien de chevaux cryptorchides qui ne sont guère choisis pour la reproduction, puisque réputés inféconds, ont-ils échappé à l'épreuve ? Sur quel nombre a-t-elle porté relativement au nombre total ? Aucune réponse n'est possible ; le fût-elle d'ailleurs, des milliers de faits négatifs n'infirmeront jamais un fait positif certain ; et c'est tout autrement qu'il faut attaquer le problème, insoluble au moyen d'un simple raisonnement par analogie.

Chercher les conditions qui font ou peuvent faire la cryptorchidie cause de stérilité, semble bien plus intéressant, et plus capable, s'il se peut, d'éclairer ce problème.

La position du testicule en ectopie abdominale doit-elle être incriminée ?

A priori déjà, cela semble douteux. Nul n'ignore que certains animaux possèdent normalement des testicules ainsi placés, et se reproduisent fort bien ; d'autres ne voient leurs testicules, normalement abdominaux, descendre dans les bourses qu'au seul moment du rut, pour regagner ensuite leur ordinaire logement. L'habitat abdominal normal n'est donc pas, pour ce testicule, une cause de stérilité.

Mais l'ectopie accidentelle ou artificielle? M. Souligoux nous rappelle les expériences de Frani (1891) celles de Stilling (1892) et de Griffiths (1893), sur le rat blanc et le chien : ils ont vu, disent-ils, les spermatozoïdes disparaître dans les glandes reproductrices artificiellement rentrées dans l'abdomen.

J'ai repris, de mon côté, toutes ces recherches sur le chien, et je dois, en dernière analyse, m'inscrire en faux, ou plutôt en erreur contre les conclusions des expérimentateurs cités.

D'une assez longue série d'essais, où furent réalisées des ectopies abdominales, tantôt d'un seul, tantôt des deux côtés, et les animaux conservés longtemps (six mois et davantage), où les testicules, fixés au sublimé, furent colorés à l'hématoxyline Heidenhain, où le sperme fut examiné, je suis amené à conclure :

A). — Le testicule, pour conserver toutes ses fonctions s'il est rentré dans l'abdomen, doit rester libre dans la séreuse (je l'ai vu une fois), ou bien fixé au péritoine par des adhérences aseptiques.

B). — S'il y a infection de la plaie, ou seulement subinfection, s'il se crée, en un mot, des adhérences d'origine inflammatoire, et, par suite, rétractiles, entre l'organe et la séreuse, la spermatogenèse disparaît, parfois très rapidement, et la glande dégénère. C'est là très probablement l'origine des contradictions entre mes devanciers et moi.

C). — Tout testicule inclus non dans la cavité libre, mais sous le péritoine ou dans les muscles de la paroi, s'atrophie à coup sûr, et cesse d'être fécond. J'ai observé ce fait par accident d'abord : l'un des deux testicules, libre dans l'abdomen, parfaitement vécu ; le second, retourné dans les plans musculaires à travers une suture profonde rompue, s'était complètement atrophié.

Il est nécessaire, en un mot, pour que la fonction vive, que les conditions soient les mêmes dans l'abdomen et le scrotum : qu'aucune compression ne trouble en permanence l'irrigation sanguine et la nutrition de la glande. Dedans ou dehors, telle pourrait être la formule. Cette explication me paraît meilleure que celle qui invoquerait la nécessité (?) d'une séreuse, péritoine ou vaginale. J'ai privé, comme tant d'autres, maint testicule de sa séreuse, retournée pour cure d'hydrocèle ; et jamais je n'ai vu, pour ma part, survenir d'atrophie éloignée.

Soustraire la glande à toute compression est donc nécessaire à sa fécondité ; ce n'est pourtant pas une condition suffisante, et l'intervention libératrice doit encourir fatalement des échecs encore trop nombreux. Chez mon jeune opéré, bien que me fissent encore défaut les données expérimentales exposées tout à l'heure, la réduction pourtant m'avait très fort tenté : outre qu'elle conservait la sécrétion interne, alors fort misérable, si j'en juge par l'aspect féminin du sujet, elle me laissait encore quelque vague espérance devant des testicules encore fort honorables, bien nourris, de coloration ordinaire, de conserver à ce jeune homme quelque chance de fécondité.

Mais c'est là, semble-t-il, toute la clef de la question, ce qui explique toutes les divergences de vue et d'opinion. Il est des testicules qu'une simple libération pourra rendre à la vie normale, à leur plein développement. Mais il en est d'autres, par contre, qu'aucune espèce de traitement n'arrachera à leur sommeil, à leur déchéance finale. Les premiers sont des testicules qui, normalement développés, normalement pourvus de vaisseaux suffisants, sont arrêtés dans leur voyage par un obstacle extrinsèque : bride, adhérence péritonéale, occlusion plus ou moins complète de l'orifice externe. L'obstacle supprimé assez tôt, la glande soustraite à la pression en temps encore utile, le mal se trouve réparé.

Mais les autres sont des organes en réalité mal formés, arrêtés dans leur développement tout comme dans leur migration sous l'influence d'une cause commune, et leur aspect seul d'ordinaire les désigne assez clairement.

La physiologie de ces deux variétés doit différer *a priori ;* l'expérimentation et la clinique s'associent pour le vérifier, expliquant toutes les divergences entre une doctrine trop absolue et quelques faits indiscutables.

Les conclusions pratiques de cette discussion s'entrevoient aisément :

La castration, en aucun cas, ne doit entrer en ligne de compte, à l'heure de prendre une décision devant une glande inabaissable, même unilatérale. Celle-ci a-t-elle gardé belle apparence, bonne nourriture, bonne consistance ? Sa fixation en péritoine libre, avec ou sans prothèse scrotale, lui conserve toutes ses fonctions, si l'asepsie est restée sauve. Est-ce, au contraire, une de ces glandes de la seconde espèce, un avorton qui n'eut jamais la prétention de procréer ? En eussiez-vous la certitude (et le critérium peut n'être pas toujours sûr), pourquoi donc la faire disparaître ? Sa réintégration en péritoine libre, si elle ne peut créer ce qui n'existe pas, conserve à tout le moins la glande interstitielle, d'ordinaire mieux développée. S'il s'agit d'un cas simple, son adelphe pourra suffire ? Oui, si toutefois il reste sain, demain aussi bien qu'aujourd'hui ; un peu de prévoyance ne messiérait peut-être pas.

S'il fallait condenser en un mot l'enseignement pratique des faits, l'on pourrait, semble-t-il, conclure par cette formule simple : tout testicule resté inclus dans la paroi sera mis dedans ou dehors. C'est la seule condition rationnelle, toujours inoffensive, qui même parfois pourra sauver la fécondité du sujet.

OBSERVATION VI

(Personnelle)
Due à l'obligeance de M. le professeur-agrégé Soubeiran.

X..., jeune enfant de 9 ans, est atteint d'une ectopie inguinale, avec légère pointe de hernie et phimosis très étroit.

Les antécédents héréditaires et personnels n'offrent aucun intérêt.

Examen. — Enfant fort bien constitué et présente :

1° Un phimosis accentué.

2° Le testicule droit, qu'on sent très bien à la palpation, est ectopié dans le canal inguinal.

Cet organe paraît avoir un volume beaucoup plus réduit que celui du côté opposé. Le scrotum et le testicule du côté gauche sont normaux.

La cure orthopédique pratiquée antérieurement par les massages successifs n'ont pas donné de résultat.

3° Légère pointe de hernie inguinale droite. Paroi abdominale bonne.

Opération le 28 mai 1907. — Anesthésie au chloroforme.

1° Incision inguinale empiétant un peu sur la racine des bourses. Mise à nu du cordon et du testicule.

Pour dégager le cordon, on fend la paroi antérieure du canal inguinal ; le cordon s'allonge avec assez de difficulté. On l'isole parfaitement des tissus voisins en supprimant toutes les adhérences.

Le doigt va créer une loge scrotale, le testicule y est placé, et un point de calgut perforant les bourses l'y retient (*crampon scrotal*).

Ensuite le cordon est engainé à l'aide des tissus voisins, surtout au niveau du pubis de façon à empêcher sa sortie du scrotum, formant une sorte de « bouchon pubien ».

2° On termine en reconstituant le canal inguinal par deux points de calgut, sutures cutanées.

3° Opération du phimosis par le procédé habituel.

Pansement. Suites opératoires apyrétiques.

Lever au 15° jour.

Résultat. — Le testicule, d'abord un peu gros, s'est réduit ensuite et est resté parfaitement fixé à la place qu'on lui avait attribuée au-dessous du niveau de la verge.

Observation VII

Due à M. le professeur Tédenat, de Montpellier
Communiquée au Congrès de Chirurgie 1896.

L'hydrocèle a été signalée par Curling et Holthouse.

Un enfant de trois ans me fut adressé avec le diagnostic de hernie.

Le testicule de ce côté (le gauche) manquait, la tumeur était ovoïde, résistante, assez tendue et douloureuse à la pression. Il y avait manifestement une hydrocèle.

Une ponction capillaire donna 80 grammes de liquide clair et je pus reconnaître que dans la poche se trouvait le testicule, plus reconnaissable à sa sensibilité spéciale qu'à sa forme.

Un mois plus tard je pratiquai l'orchidopexie ; la portion funiculaire de la vaginale était solidement oblitérée, l'orifice externe du canal inguinal était barré par une bandelette fibreuse, à laquelle j'attribuai la rétention.

Il me fut facile d'amener le testicule dans le scrotum, assez

développé, et de l'y fixer. Voilà trois ans écoulés depuis l'opération ; l'organe n'a aucune tendance à remonter. Ce n'est
guère qu'à la puberté qu'on pourra juger de sa capacité fonc-
tionnelle.

J'estime que la crainte des inflammations du testicule, parfois graves et même mortelles, que la prévision des néopla-
sies malignes, vraiment très fréquentes, sont un argument
puissant en faveur de l'intervention dans l'ectopie inguinale.
Au surplus, la coexistence d'une hernie, souvent douloureuse,
de contention difficile, sujette à des formes graves d'étranglement, est une raison nouvelle qui impose l'intervention.

OBSERVATION VII

Observation due à l'obligeance du Dr Louis Fuster,
chef de clinique chirurgicale
Ectopie inguinale avec hernie inguino-interstitielle

Il s'agit d'un enfant de 7 ans qui présentait, du côté droit,
une pointe de hernie, et les parents avaient remarqué que
le testicule du côté correspondant n'existait pas dans les
bourses.

L'exploration permettait de sentir le testicule arrêté au
niveau de l'orifice inférieur du canal.

Je pratiquai la cure radicale de la hernie en ouvrant lar-
gement la paroi antérieure du canal ; je dégageai le cordon
aussi haut que possible en le tirant avec douceur. Je descen-
dis le testicule dans le scrotum, où j'avais préparé sa place,
et je suturai à l'aide d'un surjet de catgut fin tout ce qui me
parut propre à engainer le cordon.

Je terminai par la reconstitution solide de la paroi antérieure du canal.

Les suites opératoires furent simples, et je recommandai aux parents de continuer à exercer chaque jour quelques tractions sur le testicule, une sorte de massage inguino-funiculaire, pour maintenir au cordon sa longueur.

' J'ai revu le petit malade un an après. Le testicule droit, situé un peu plus haut que le gauche, paraissait bien développé et suffisamment libre. Le canal inguinal, bien constitué, montrait une cicatrice opératoire très solide.

Dans ce cas particulier, je n'ai pas fait la fixation du testi-cule au scrotum, parce que je ne crois pas logique une fixation sur un point mobile, comme la peau du scrotum, et parce que,de plus, je crains que le fil qui traverse l'albuginée ne joue un rôle mauvais pour la vitalité vigoureuse de la glande. Le massage et les manœuvres de douce traction me paraissent utiles et recommandables dans quelques cas et surtout chez les très jeunes.

CONCLUSIONS

Il est un fait indéniable qu'il nous semble bon de faire ressortir : C'est que les chirurgiens sont amenés à intervenir tardivement chez des adolescents âgés ou chez des adultes, — et cela pour la raison bien simple, qu'on ne cherche pas avec un soin suffisant l'ectopie testiculaire chez les jeunes enfants.

Il serait utile, et en cela nous partageons l'opinion du Dr Coudray, que les médecins appelés pour n'importe quelle maladie chez un jeune garçon de cinq ou six ans, par exemple, s'assurassent, si surtout ils ont à découvrir l'abdomen, que les testicules sont en place.

Les médecins qui s'occupent particulièrement de l'hygiène des écoliers doivent penser à l'ectopie testiculaire, au même titre qu'ils attirent très justement l'attention sur la scoliose, les troubles de la vision, les végétations adénoïdes, les hernies, etc.

L'affection ainsi dépistée chez les jeunes enfants, par des médecins avertis, deviendra beaucoup plus simple à soigner et les opérations sanglantes deviendront beaucoup moins nécessaires et plus rares.

De tout ce qui précède nous pouvons tirer les conclusions suivantes qui nous paraissent le plus en rapport avec les exigences des conditions de traitement :

1° Traitement chez les jeunes enfants de 0 à 5 ans.

On peut attendre dans l'espoir, souvent réalisé, d'une migration spontanée.

Dès que le testicule se montre et devient accessible, il faut, ainsi que le conseille le professeur Tédenat, exercer des massages répétés plusieurs fois par jour, et quand il est descendu assez bas pour qu'une pelote trouve place au-dessus de lui, on applique un bandage herniaire à pelote échancrée. Le testicule se loge dans l'échancrure qui l'empêche de remonter sans le comprimer, et le plein de la pelote s'oppose à la production d'une hernie.

2° Traitement général.

Nous donnons, avec le professeur Soubeyran, la préférence à l'orchidopexie par :

1° Libération large du testicule et du cordon ;

2° Fixation du testicule au fond des bourses, « crampon scrotal » ;

3° Empêcher le testicule de remonter en engainant le cordon par le « bouchon pubien ».

Cette opération permet quelquefois de faire d'un être infirme un homme et d'un eunuque un mâle.

Elle a de plus pour but de conserver le testicule, car outre sa fonction spermatogénique et reproductive, il a une action directrice de la transformation de l'enfant en homme.

Il peut ne pas se produire de spermatozoïdes fécondants et servir pourtant à donner au corps et à l'esprit les caractères de la virilité.

BIBLIOGRAPHIE

Bartlett. — Retained testes. Medical record, N-Y, 1899, p. 462.

Bidwell. — A modified operation por the relief of undescended testis. The Lancet, 1893, p. 1439.

Coudray. — Sur quelques points de traitement de l'Ect. testiculaire. Bull. médical, 1901, N° 32.

Duplay et Reclus. — T. VII, 1099.

Felizet. — Bulletin de la Société de chirurgie. Séance du 8 juillet 1901.

Forgue. — Presse médicale.

Fotiadès. — Thèse Paris, 1901. De l'ectopie testiculaire inguinale.

Kirmisson. — Traité des maladies chirurgicales d'origine congéninitale. Paris 1898.

Le Dentu et Delbet. — Traité, t. 10.

Lucas-Championnière. — Bulletin de la Société de chirurgie. Séance du 10 avril 1889 ; 9 avril 1890.

Monod et Terrillon. — Traité des maladies du testicule, 1889.

Société de chirurgie, 1906.

Tédenat. — Ectopie inguinale de testicule. Orchidopexie, Association française de chirurgie, 1896.

Tuffier. — Traité chir. de l'Ectopie testic. Gazette des hôpitaux, 1890.

SERMENT

En présence des Maîtres de cette École, de mes chers condis ciples, et devant l'effigie d'Hippocrate, je promets et je jure, au nom de l'Être suprême, d'être fidèle aux lois de l'honneur et de la probité dans l'exercice de la Médecine. Je donnerai mes soins gratuits à l'indigent, et n'exigerai jamais un salaire au-dessus de mon travail. Admis dans l'intérieur des maisons, mes yeux ne verront pas ce qui s'y passe ; ma langue taira les secrets qui me seront confiés, et mon état ne servira pas à corrompre les mœurs ni à favoriser le crime. Respectueux et reconnaissa.t envers mes Maîtres, je rendrai à leurs enfants l'instruction que j'ai reçue de leurs pères.

Que les hommes m'accordent leur estime si je suis fidèle à mes promesses ! Que je sois couvert d'opprobre et méprisé de mes confrères si j'y manque !

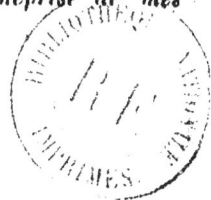

www.ingramcontent.com/pod-product-compliance
Lightning Source LLC
Chambersburg PA
CBHW050551210326
41520CB00012B/2805